Detoxificación de 10 Días

Guía Paso a Paso y Recetas Probadas Para Perder Peso Rápidamente y Depurar El Cuerpo

John Carter

Derechos de Autor del Texto © John Carter

Descargo de Responsabilidad:

Tome en cuenta que la información contenida en este documento es solo para fines educativos y de entretenimiento. Se han realizado todos los intentos para proporcionar información precisa, actualizada, confiable y completa. No hay garantías de ningún tipo expresadas o implícitas. Los lectores reconocen que el autor no participa en la prestación de asesoramiento legal, financiero, médico o profesional. Al leer este documento, el lector acepta que bajo ninguna circunstancia el autor es responsable de las pérdidas, directas o indirectas, en que se incurra como resultado del uso de la información contenida en este documento, incluyendo, sin que se limite a: errores, omisiones o inexactitudes.

Aviso Legal:

Este libro está protegido por derechos de autor. Esto es sólo para uso personal. No puede modificar, distribuir, vender, usar, citar o parafrasear ninguna parte o el contenido de este libro sin el consentimiento del autor o propietario de los derechos de autor. Se emprenderán acciones legales si se infringe.

La información proporcionada en este documento se considera veraz y coherente, ya que cualquier responsabilidad, relacionada con la falta de atención o de otro tipo, por el uso o abuso de cualquier política, proceso o dirección contenida en este documento es responsabilidad exclusiva y total del lector receptor. Bajo ninguna circunstancia se hará responsable legal o legalmente al editor por cualquier reparación, daños o pérdida monetaria debida a la información aquí contenida, directa o indirectamente. Los autores respectivos son propietarios de todos los derechos de autor no mantenidos por el editor.

El autor no es un profesional con licencia, médico o profesional médico y no ofrece tratamiento médico, diagnósticos, sugerencias o asesoramiento. La información presentada en este documento no ha sido evaluada por la Administración de Drogas y Alimentos de los EE. UU., Y no está destinada a diagnosticar, tratar, curar o prevenir ninguna enfermedad. Se debe obtener la autorización médica completa de un médico con licencia antes de comenzar o modificar cualquier programa de dieta, ejercicio o estilo de vida, y se debe informar al médico de todos los cambios nutricionales. El autor no asume ninguna responsabilidad ante ninguna persona o entidad por cualquier responsabilidad, pérdida, daño o muerte causada o supuestamente causada directa o indirectamente como resultado del uso, aplicación o interpretación de la información presentada en este documento.

CONTENIDO

CONTENIDO...4
INTRODUCCIÓN 5
DEPURANDO: EL PROCESO...10
DÍA 1 17
DÍA 2 20
DÍA 3 22
DÍA 4 24
DÍA 5 27
DÍA 6 30
DÍA 7 33
DÍA 8 36
DÍA 9 39
DÍA 10... 41
SUPLEMENTOS..43
RECETAS DE DESAYUNO 47
QUÉ HACER CUANDO LAS COSAS SE SIENTEN MAL 66
FIN DE LA DETOXIFICACIÓN...69

INTRODUCCIÓN

La "detoxificación" ha existido desde que los humanos se civilizaron por primera vez y es una forma muy natural de deshacerse de los contaminantes nocivos que pueden haberse acumulado en nuestros cuerpos.

A veces, las personas tienen miedo de "detoxificarse" porque piensan que eso significa que se quedarán sin comer durante todo el proceso y que solo podrán tomar agua con un trago ocasional de jugo de limón. Pero este no es el caso. La detoxificación es simplemente una forma de limpiar tu cuerpo, ayudándole a dar a los órganos internos un poco de espacio para respirar, para que puedan recargarse y seguir funcionando como deberían.

En este libro, aprenderás cómo detoxificarte de manera segura, con la mínima molestia, para que tu cuerpo se vuelva limpio, puro y regrese lo más cerca posible, a su estado óptimo de bienestar.

¿QUIÉN NECESITA DETOXIFICARSE?

A menos que vivas en una isla muy remota, donde no haya tráfico, no haya alimentos procesados y cultives tus propias frutas y verduras (orgánicamente, por supuesto) y críes todo tu propio ganado, animales para carne y los ordeñes tú mismo, si no es así, entonces necesitas detoxificarte.

Cada día las personas están sometidas a toxinas. Estas se acumulan en el cuerpo y eso significa que, en lugar de tratar con sustancias naturales, solo nuestros pobres riñones e hígados tienen que manejar gran cantidad de materia "extraña", en otras palabras: las "terribles toxinas".

Esto puede hacer que las personas sean más susceptibles al estrés, por lo que si se sientes constantemente como si estuviera estresado y cansado, un programa de detoxificación podría ayudarte a recuperar el equilibrio.

Pero hay otros síntomas de la presencia de demasiadas toxinas en el cuerpo, que incluyen:

- Cansancio,
- Pulso demasiado rápido
- Tobillos hinchados
- Antojo de alimentos dulces o salados/grasos
- Mala digestión
- Insomnio
- Celulitis
- Disminución del deseo sexual
- Problemas en la concentración.
- Boca seca
- Problemas de vejiga

Hay muchos más síntomas, pero estos son a menudo los más comunes y los que pueden remediarse más fácilmente, mediante un sencillo programa de detoxificación que ayudará a eliminar todas esas toxinas, dejándolas frescas y brillantes, con un vigor renovado y entusiasmo por vida.

¿QUÉ SON LAS TOXINAS?

Entonces, ¿qué son estas toxinas? Bueno, básicamente las toxinas se pueden agrupar en tres secciones diferentes. Hay toxinas exógenas, toxinas endógenas y finalmente toxinas autógenas.

Las toxinas exógenas son aquellas que se crean desde el exterior, o cosas que comemos. Pueden ser residuos de herbicidas que se rocían sobre las verduras o las frutas, pero también pueden ser estimulantes, alcohol, cafeína, demasiada azúcar o grasa en el cuerpo, la acumulación que se produce al respirar los humos que se encuentran en el aire. Si vives en una ciudad o un pueblo grande.

Las toxinas endógenas son más complejas. Éstas a menudo se forman en el intestino y son los desperdicios residuales que se han creado después de tener un virus o algún tipo de infección bacteriana .Entonces, contraes una infección, te "mejoras" y crees que la vida continúa normalmente. Bien profundo en el corazón de tu intestino, quedan muchas toxinas pequeñas de la infección y simplemente obstruyen el trabajo que tu intestino está tratando de hacer. Lo único que puedes hacer para ayudar a tu intestino es deshacerte de ellas.

Finalmente, el último grupo de toxinas son las toxinas autógenas. Son todas hechas por ti mismo. Todo el mundo tiene de éstas. Son simplemente una forma en que el cuerpo se deshace de algunos residuos como resultado del proceso metabólico natural. Así que son completamente naturales, pero aún pueden actuar como una barrera para que tu cuerpo funcione tan bien como podría.

¿CUÁNDO ES MEJOR DETOXIFICARSE?

Puedes leer diferentes cosas sobre el mejor momento para detoxificarte, pero en realidad, solo hay un mejor momento para realizar un programa de detoxificación, ¡y es AHORA! A algunas personas les gusta detoxificarse en la primavera, porque creen que es el momento de nuevos comienzos, el momento de limpiar la casa, el patio y, básicamente, ponerse en forma para el verano. Pero en realidad, está bien detoxificarse en cualquier momento. Después de todo, si estás pensando en detoxificarte en el otoño y luego lo dejas hasta la primavera, podrías olvidarlo, así que trata de planificar tu detoxificación lo antes posible, para asegurarte de que realmente suceda.

Solo hay un momento en el que la detoxificación puede no ser algo bueno, y es si te enfrentas a un momento realmente difícil en tu vida, en términos de tu salud o la salud de un ser querido, o si el trabajo es particularmente estresante, etc. No tiene sentido que te prepares para fallar, así que intenta apartar unos días en los que puedas relajarte, liberarte del estrés y pasar un rato agradable al comienzo de tu detoxificación. De esa manera, es más probable que tengas éxito y esto hace que todo el proceso sea un poco más agradable y divertido.

También debes tener en cuenta que si estás viviendo un estilo de vida tóxico en este momento, en el que comes muchos alimentos procesados o dulces, alimentos grasos, estás bebiendo mucho alcohol o café o incluso solo bebidas a base de cafeína como la cola, entonces tendrás que preparar tu cuerpo para la detoxificación. Eso significa que tendrás que reducir la cafeína, el alcohol y otros alimentos tóxicos, para que no sientas los síntomas de abstinencia después de comenzar tu plan. Entonces, si estás muy tóxico, comienza a reducir durante una semana antes de iniciar el programa.

¿CUÁNTO TIEMPO TARDA LA DETOXIFICACIÓN?

Nuestro plan de detoxificación es de 10 días, lo que ayudará a que tengas el tiempo suficiente para limpiar realmente tu cuerpo, sin ser demasiado riguroso. Te podrás mantener con algo más que agua y un chorrito de jugo de limón, así que no te preocupes, ¡te irá genial!

Algunos planes de detoxificación duran menos de 10 días, pero a menudo pueden ser muy difíciles de seguir y, por lo tanto, comienzas con las mejores intenciones, pero el proceso es simplemente demasiado arduo, ¿qué sucede? Bueno, comienzas el primer día simplemente genial, el segundo día es un poco difícil, pero en el tercer día, bueno, ya has tenido suficiente, así que abandonas y te vas al restaurante de hamburguesas o pizzería más cercano y de repente estás bombardeando tu cuerpo con toxinas de las que habías estado intentando deshacerte!

Eso no sirve de nada, por lo que te llevaremos a través de un plan de detoxificación fácil y agradable. Tendrás la oportunidad de concederte un capricho, tendrás un poco de tiempo de calidad para ti y te cuidarás un poco.

DEPURANDO: EL PROCESO

Bien, a estas alturas es probable que haya descubierto cuándo es el mejor momento para detoxificarse y no puedes esperar para comenzar. Pero antes de entrar en el programa, debemos analizar el proceso en términos de lo que sucede con tus órganos cuando se desintoxica. ¡Solo para motivarte un poco!

EL HÍGADO:

El hígado barrerá efectivamente todas las toxinas que se encuentran en tu cuerpo. Entonces, esto significa que cuando te detoxificas, el hígado tiene la oportunidad de deshacerse de todas las toxinas. Entonces, ¿cómo hace esto? Bueno, darle a tu hígado un poco de descanso, a través de tu plan, significa que tiene el tiempo, la capacidad y la energía para alterar las toxinas, por lo que puede hacer que sean fáciles de eliminar en la orina.

También filtra las toxinas en la bilis que produce, lo que hace que sea más fácil para el cuerpo deshacerse de las toxinas a través de los movimientos intestinales.

LOS PULMONES:

Los pulmones también obtendrán algo de espacio para respirar (disculpa el juego de palabras, por favor) porque no tendrán tantas toxinas entrando en ellos y, como resultado, pueden simplemente espirar las toxinas que están allí. Estas toxinas son las que respiramos, al vivir en ciudades contaminadas.

LOS RIÑONES:

¡Los riñones son los héroes olvidados del cuerpo! Esos pequeños están muy ocupados , ya que filtran todo lo que está en el sistema sanguíneo (hasta 12 pintas por hora), eliminan todas las cosas desagradables, las toxinas y luego envían el líquido de vuelta al cuerpo, Para que la sangre se limpie. Siguen avanzando, todo el tiempo, nunca se quejan, pero darles un descanso de tener que filtrar tanta basura, significará que pueden trabajar un poco más eficientemente.

LOS INTESTINOS:

Los intestinos tienen que "hacer frente" a todas las toxinas de la dieta que comemos o bebemos. Entonces obtienen el impacto total de toda la sal, el azúcar, la cafeína y el alcohol. También (a menudo) tienen que lidiar con la falta de fibra en la dieta. Esto significa que no pueden "enganchar" las toxinas a la fibra y luego deshacerse de las toxinas. Un programa de detoxificación puede aumentar la ingesta de fibra y, por lo tanto, dar a tus intestinos la oportunidad de limpiar algunas de las toxinas que acechan en tus entrañas.

LA PIEL:

La piel a menudo se pasa por alto en el proceso de detoxificación, pero como el órgano más grande del cuerpo, la piel se puede usar para eliminar toxinas, a través del aumento de la producción de sudor. Inicialmente, la piel puede lucir un poco cansada o incluso manchada, ya que todas esas toxinas comienzan a desbordarse. Pero después de una semana de detoxificación, tu piel se verá renovada, fresca y mucho más relajada de lo que lo que se había visto durante años: ¡así que apégate al plan!

¿QUIÉN NO PUEDE DETOXIFICARSE?

Cualquier persona puede detoxificarse en mayor o menor grado, pero las mujeres embarazadas o en período de lactancia, o los que tienen una condición médica grave o son diabéticos, deben consultar con su médico antes de emprender el plan descrito aquí. Las personas que tienen problemas renales, problemas hepáticos, cálculos biliares o cualquier otra afección médica solo deben embarcarse en este plan si primero lo han discutido en detalle con un médico.

Este programa no está diseñado para ser seguido por ninguna persona que tenga una afección médica grave o crónica, ni es adecuado para las mujeres que pueden estar embarazadas o en período de lactancia, así que asegúrate de estar lo suficientemente bien como para someterte al plan. Si no estás seguro de si es apropiado para ti o no, habla de ello en detalle con tu médico.

¡BIEN, HAGÁMOSLO!

Así que ahora ya se ha hecho toda la preparación. Si eres adicto a la cafeína o te gustan demasiados alimentos salados o demasiados vasos de vino en una noche, entonces deberías haber pasado una semana más o menos preparándote para este proceso de detoxificación. Pero si vives un estilo de vida relativamente saludable, entonces puede saltar directamente.

A medida que pasa cada día, puede ser útil consultar las secciones sobre suplementos y terapias alternativas que pueden ayudar a facilitar el proceso de detoxificación. Entonces, si tienes un día en el que encuentra que las cosas son un poco difíciles, hojea las secciones sobre suplementos y luego terapias alternativas, solo para equiparte con todas las armas que necesitas para eliminar esas toxinas de tu cuerpo: ¡para siempre!

Hay algunas cosas con las que tendrás que vivir durante 10 días. No ayudarán al proceso de detoxificación y simplemente pueden trabajar en contra del mismo. Así que no pueden tomarse: incluso con moderación.

Estos son:

- Café, té, alcohol y todas las bebidas, excepto agua, zumos de frutas e infusiones.
- sal
- Alimentos procesados
- Azúcar, incluso azúcares ocultos en los alimentos. Los edulcorantes tampoco están permitidos.
- Dulces, pasteles, bizcochos

Los siguientes alimentos tampoco se pueden comer en los primeros días:

- Pescado
- Carne
- Arroz blanco

La buena noticia es que hay muchas cosas que puedes comer. Pero a menudo es mejor ir a través de los estantes de tu cocina y echar un vistazo a lo que tienes y guardar todas las cosas malas. Es realmente fácil tener un momento débil y buscar algo en el estante cuando ves una galleta de chocolate y luego piensas que una galleta no te hará daño, después de todo, has sido tan bueno durante tanto tiempo. Y antes de que te des cuenta, te has comido la galleta y luego una pequeña voz se te viene a la cabeza y te dice que ya que has salido del proceso de detoxificación, puedes dejarlo ahora y tener un gran plato de papas fritas y una hamburguesa. Así que no dejes que esa pequeña voz gane. Revisa todos tus estantes y quita todo lo que está prohibido fuera de la vista.

Si otras personas en tu hogar no participan en el proceso de detoxificación, asegúrate de que aún puedan tener acceso a todos sus alimentos "normales", pero pídeles que los guarden con cuidado.

Recuerda que estás haciendo esto por ti y por aquellos que te rodean y amas, necesitas darte mucho amor y apoyo. Idealmente, todos en la casa deberían detoxificarse al mismo tiempo, pero en el mundo real sabemos que eso no siempre es posible, especialmente si tienes hijos o tu pareja enfrenta un momento muy ocupado en el trabajo. Entonces, sé realista y si tienes que hacerlo por tu cuenta, entonces simplemente aprovecha la oportunidad de hacer algo realmente bueno para ti. Míralo como queriéndote a ti mismo: sin "renunciar". Si adoptas una posición de mártir, es más probable que la tentación te supere. En otras palabras: ¡piensa, actúa y sé positivo sobre el proceso!

En las recetas para las comidas que tendrás durante su proceso de detoxificación, encontrará que los ingredientes son flexibles. Esta no es una dieta de conteo de calorías y encontrarás que dado que no estás consumiendo muchos carbohidratos en los primeros días, es posible que sientas hambre. Entonces, si esto significa que quieres cocinar un enorme plato de coliflor o brócoli, entonces hazlo. No sientas que tienes que morirte de hambre: si lo haces, es más difícil seguir el programa.

También verás que las recetas son muy flexibles y que a menudo se especifica que debes cocinar un artículo según el gusto. Bueno, eso es simplemente para que puedas tener más control, entonces si te gusta el salmón cocinado hasta que esté extremadamente suave, cocínalo de esta manera, pero si te gusta que se cocine de manera que esté ligeramente cocido. De nuevo, siéntete libre de disfrutarlo así.

Algunos programas de detoxificación son muy rígidos y dicen que necesitas vaporizar el salmón durante 15 minutos y tus verduras no más de 5 y así sucesivamente. Pero la dificultad con esto es que se centran demasiado en que todo es absolutamente inflexible y, por lo tanto, todo el proceso puede parecer demasiado restrictivo. Sí, tu cuerpo puede obtener más aceites omega de salmón si es ligeramente cocido y sí, los minerales que contiene pueden ser de fácil acceso si el salmón no está demasiado cocido. Pero, ¿puedes mantener un régimen extremadamente estricto y restrictivo durante 10 días? ¿O crees que es más probable que lo mantengas en pie durante dos días, luego te enojes porque tus vegetales se cocieron al vapor durante 6 minutos (pero bueno, tenían buen sabor) y luego es más probable que abandones todo el proyecto y te sientas como un perdedor. Mientras que, si tienes un régimen que te permite un poco más de flexibilidad, ¿no es más probable que sigas con el proceso?

También puedes darte cuenta de que simplemente no te gustan algunos de los elementos que se enumeran. Por ejemplo, a algunas personas no les gustan las semillas de girasol, que son una muy buena fuente de vitaminas y minerales y tienen la reputación de tener un efecto calmante en el cuerpo, actuando así como una forma de asegurar que te mantengas en el programa. Pero si no te gustan, puede ser difícil seguir con el proceso. El mejor consejo es tratar de comerlas, pero si esto se vuelve imposible, pruebas otras como semillas de sésamo, piñones o nueces.

¡ELIGE TUS ALIMENTOS CON CUIDADO!

Estás a punto de embarcarte en un programa de detoxificación para eliminar toxinas de tu cuerpo, por lo que siempre que sea posible, siempre, pero siempre, elige productos orgánicos que hayan sido cultivados y alimentados cuidadosamente sin el uso de pesticidas ni productos químicos desagradables. De lo contrario, simplemente estás devolviendo más toxinas a tu cuerpo. Inicialmente, puede que esto te resulte incómodo, debido al gasto que conlleva, pero reducirá los artículos costosos como la carne y el pescado, por lo que notarás que la factura de la compra no es mucho más alta de lo normal.

Es demasiado importante no estropearlo, solo porque las frutas o verduras puedan costar un par de dólares más que los productos estándar. Después de todo, ¿no mereces un poquito más?

Antes de comenzar con la detoxificación, asegúrate de tener muchos vegetales y que durante tu detoxificación puedas conseguir vegetales frescos y orgánicos con facilidad. No lo dejes para el día 1 y luego descubras que tienes que pasar la mayor parte del día tratando de encontrar verduras y frutas que sean lo suficientemente puras para que pueda comerlas en tu detoxificación. Compra un poco de miel orgánica, así como un poco de aceite de oliva virgen extra (cuanto más puro, mejor).

Si no comes carne o pescado, algunas de las recetas no serán adecuadas para ti. Pero es posible simplemente sustituir por frijoles, cebada, lentejas, garbanzos u otra fuente de tu proteína habitual, siempre que se especifique carne o pollo. Hay algunos platos de pescado y uno o dos con pollo, por lo que la mayor parte del programa es en realidad bastante libre de carne, así que no tengas miedo, puede ser realizado por vegetarianos y amantes de la carne. Los veganos pueden encontrar que no es adecuado debido al hecho de que se utilizan miel, mostaza y otros ingredientes no veganos.

DÍA 1

Cuando te levantes hoy, felicítate por hacer algo realmente bueno: ¡por ti!
Piensa positivamente. Estos van a ser 10 días muy emocionantes. Vas a tener un muy buen momento, vas a apreciar tu cuerpo. ¡Guao!, esto va a ser muy bueno para ti, así que vamos a empezar ...

Si lo deseas, puedes ayunar hoy y beber solo agua, infusiones y un poco de jugo de frutas. Sin embargo, esto es una cuestión de su elección personal. A muchas personas les encanta esto porque los sumerge de inmediato en el proceso de detoxificación y tienen algún tipo de simbolismo asociado, para que las personas puedan sentirse limpias a un nivel muy profundo, casi espiritual.

Pero para otros, especialmente si no has estado comiendo de manera muy saludable durante algún tiempo, este es realmente un paso demasiado drástico.

½ HORA ANTES DEL DESAYUNO:

Una taza de agua hervida (se deja enfriar ligeramente) con un chorrito de limón o jugo de limón.

DESAYUNO:

Jugo de frutas, preferiblemente recién exprimido con algo de fruta. Los higos o las bananas son una buena opción. Sin melón (pueden ser difíciles de digerir a menos que se coman solos).

MERIENDA MATUTINA:

Fruta: Cualquier cosa excepto melones.

ALMUERZO:

Arroz integral cocido y ensalada con jugo de manzana o zanahoria.

MERIENDA DE LA TARDE

Zanahorias picadas o ralladas, tomates, berros.

CENA:

Ensalada hecha con lechuga, apio, berro, brócoli crudo y tomates.

CENA:

Fruta (de nuevo, sin melones). Los bananas pueden ayudarte a sentirte lleno y dormir mejor.

DURANTE EL DÍA:

Un montón de té de hierbas y jugo de frutas, junto con el agua. Trata de beber al menos 4 pintas de líquido al día, aumentando a 5 pintas (1,89 litros) si puedes hacerlo: pero no exageres la ingesta de líquidos.

Toma las cosas con calma hoy, no hagas demasiados ejercicios ni vayas al sauna, simplemente relájate, lee un poco, intenta darte un baño o una ducha relajante y déjate mimar un poco.

Puede ser útil llevar un diario de cómo te siente y las formas en que tu cuerpo parece estar reaccionando. Esto puede ser útil para aprender lecciones de tu detoxificación, para que puedas adaptar un estilo de vida generalmente más saludable, cuando tu plan haya finalizado.

DÍA 2

Siga las instrucciones del día 1 para antes del desayuno, desayuno y merienda matutina.

ALMUERZO:

Sopa casera. Hierve algunos vegetales solo en agua (no uses aceite) junto con un poco de ajo (unos 3 dientes) y no uses sal. Hierve hasta que las verduras estén tiernas, luego agrega un chorrito de jugo de limón y un poco de pimienta al gusto. Como es posible que esto no llene demasiado, pon muchos vegetales. Si estás trabajando, lleve la sopa contigo, ya sea en un termo o pre-cocínala y luego caliéntala en el trabajo.

MERIENDA A MEDIA TARDE:

Tanta fruta como puedas comer. Si te empiezas a aburrir por comer frutas, en su lugar, coma algunos vegetales, crudos si es posible.

CENA:

Un tazón de arroz integral, junto con algunos vegetales ligeramente cocidos. No agregues sal al arroz ni a los vegetales.

CENA:

Banana y un poco de semillas de girasol crudas.

DURANTE EL DÍA INTENTA HACER UN POCO DE EJERCICIO.

Sal a caminar, respira un poco de aire fresco, o si el clima es malo, haz algunos estiramientos en casa. Si estás trabajando, intenta salir del ambiente de trabajo a la hora del almuerzo, solo para tratar de promover la máxima concentración en la tarde.

Recuerda mantener elevado tu consumo de líquidos y bebe mucha agua, té de hierbas y jugo de frutas. Sin embargo, tenga en cuenta que el jugo de fruta puede ser un poco ácido en el estómago, por lo que el agua y los tés de hierbas son las mejores opciones.

DÍA 3

Sigue las instrucciones para el día 1 antes del desayuno, desayuno y merienda a media mañana.

ALMUERZO:

Sopa de lentejas. Toma 3 onzas de lentejas, lávalas y hiérvelas hasta que estén tiernas. Luego agrega un poco más de agua y algunos vegetales picados finamente. Lleva a ebullición nuevamente y cocina hasta que los vegetales estén tiernos. Agrega un chorrito de jugo de limón y un poco de pimienta y ¡disfruta! Nuevamente, si estás trabajando, lleva la sopa y vuelve a calentarla o en un termo.

MERIENDA A MEDIA TARDE:

Semillas de girasol y frutas o vegetales.

CENA:

Pimientos Dulces Asados
Toma 2 pimientos dulces, por persona, córtalos por la mitad, a lo largo. Luego, llena cada mitad con algunos tomates (finamente picados), un poco de albahaca y cilantro (otra vez finamente picados) y ásalos en un horno bajo (aproximadamente a 350º C durante unos 50 minutos). Si lo deseas, puedes frotar muy ligeramente cada lado de los pimientos con un poco de aceite de oliva virgen extra, pero si puedes cómelos sin esto, recuerda que es mucho mejor que no lo uses. Antes de comer los pimientos agrega un chorrito de jugo de limón y un poco de pimienta. Servir con un poco de arroz integral.

CENA:

Semillas de girasol y algunos frutos secos.

DURANTE EL DÍA 3 DEBERÍAS INTENTAR HACER UN POCO MÁS DE EJERCICIO.

Intenta hacer algo que te haga sudar, para que puedas eliminar aún más esas toxinas pequeñas y desagradables. Si estás en buena forma, sal correr o ve a pedalear la bicicleta por un ciclo rápido. Si no está en tan buena forma, intenta correr en el lugar o salta hasta que empieces a sudar. Si tiene algún tipo de DVD de acondicionamiento físico, ponlo y simplemente mantente activo. Cualquier tipo de entrenamiento es mejor que ninguno, por lo que incluso un poco de trabajo energético en casa es mejor que simplemente sentarse.

A estas alturas, tu cuerpo puede sentirse un poco "extraño", incluso puedes darte cuenta de que está pensando mucho en comida, pasteles, pan o simplemente una copa de vino, etc. Eso es perfectamente normal, pero también puede ser útil tomar algunos de los suplementos que se enumeran en el siguiente capítulo, solo para ayudar a tu cuerpo a curarse por sí mismo y superar el proceso sin desanimarte demasiado.

DÍA 4

Ok, a estas alturas ya se ha hecho la mayor parte del proceso de limpieza intensa, ahora las cosas se vuelven mucho más fáciles. De repente, tu dieta se vuelve mucho más variada y cuando te levantes hoy, intenta darte una afirmación positiva, solo para decirte lo bien que has hecho y cómo has superado la parte más difícil. ¡Las cosas van a estar mucho mejor de ahora en adelante!

El antes del desayuno y el desayuno son los mismos que en otros días, pero trata de variar la fruta que comes para tu desayuno, solo para asegurarte de que no te aburras.

MERIENDA DE MEDIA MAÑANA:

Para su merienda a media mañana, consigue algún tipo de yogur probiótico, ya que esto solo hará que notes cambios, sino que también ayudará a tu estómago a ajustar los niveles de bacterias buenas que necesita para deshacerse de aún más bacterias malas.

ALMUERZO:

Tome algunas judías verdes y papas nuevas o para ensaladas, (solo dos o tres papas por persona) cocina hasta que estén tiernas y luego mezcla con algunas hojas de ensaladas, adereza con un poco de vinagre balsámico y un poco de jugo de limón. ¡Rocía ligeramente con algunas semillas de girasol y disfruta del sabor de esos carbohidratos adorables que las papas te brindarán!

Si tienes que ir a trabajar hoy, prepara la ensalada y cómela fría, aunque si estás en casa, es bueno tener las judías y las papas calientes, que contrastan bien con el frescor de las hojas de la ensalada.

MERIENDA A MEDIA TARDE:

Un poco de ensalada de tu elección.

CENA:

No te preocupes ¡La cena ahora se pone un poco más emocionante! Esta noche puede tener un filete de salmón al vapor, con una porción de vegetales realmente generosa. Pero sí, necesitas una salsa para acompañarla, así que prepara unos tomates picados en un poco de agua, hasta que tengan una consistencia similar a la salsa (unos 10 minutos), agrega un poco de chile en polvo, solo la más mínima gota y use esto como una salsa para tu salmón.

Para el postre, puedes tomar un yogur probiótico y si lo necesitas, endúlzalo con un poco de miel o fruta (o si te encanta el dulce, entonces con ambos).

FLUIDOS Y FIBRA

En este momento descubrirás que probablemente comiences a sentirte un poco más renovado. Pero es importante asegurarte de que sigas bebiendo muchos líquidos. Recuerda que ha estado ingiriendo mucha fibra dietética con todas esos vegetales y frutas, por lo que necesitas líquidos para aumentar el volumen de la fibra y ayudarte a sentirte lleno. De lo contrario, simplemente se sentirá incómodo.

¡EJERCICIO!

¡También tienes que realizar un ejercicio bastante riguroso hoy! Esto ayudará a tu piel a eliminar toxinas, por lo que mientras más activo puedas estar, mejor. También te ayudará a dormir un poco mejor. No te preocupe si tu piel tiene un aspecto pálida y poco brillante en esta etapa; eso es solo porque las toxinas están subiendo hacia la superficie de la piel y otro par de días comenzarás a verla mucho más viva y fresca.

LIMPIEZA DE LA PIEL

También puedes considerar tener algún tipo de rutina de limpieza de la piel hoy, solo para acelerar el proceso. Podrías cubrirte con un producto de limpieza a base de arcilla, que ayuda a literalmente "extraer" las toxinas, o simplemente puedes cepillar tu piel en el baño o en la ducha. Esto también ayudará a tu circulación.

Sin embargo, deja la rutina de limpieza de la piel hasta después de haber hecho ejercicio, para obtener el máximo efecto.

CENA:

Finalmente, para la cena, toma algunas nueces, junto con semillas de girasol y algunas semillas de calabaza.

Así que ese es el final del Día 4 y has hecho un brillante esfuerzo para llegar tan lejos. Consiéntete con algo que te guste. Esto puede ser simplemente un baño o una ducha larga, un tratamiento facial, un masaje de tu ser querido o lee un buen libro. ¡Pero necesitas algo como regalo y recompensa por haber llegado tan lejos y hoy probablemente ha sido mucho más fácil que los tres primeros días y ahora estás en la recta final!

DÍA 5

Antes del desayuno hacer lo de siempre.

DESAYUNO:

Frutas y tés de hierbas o jugo de frutas habituales, pero esta vez también come un yogur probiótico.

MERIENDA DE MEDIA MAÑANA:

Una banana y unas semillas o frutos secos.

ALMUERZO:

El almuerzo de hoy es una ensalada, con algunas lentejas calientes y cocidas que se agregan solo para darle algunos carbohidratos y proteínas. Si descubre que te estás cansando un poco de la ensalada y estás deseando tus "comidas normales" de nuevo, agrega un huevo duro, solo para volver a introducir diferentes sabores en tu dieta.

MERIENDA A MEDIA TARDE:

Algunas nueces junto con frutas.

EJERCICIO:

Hoy necesitas hacer algo de ejercicio, preferiblemente antes de la cena, solo para poder aumentar el apetito por la comida. Intenta hacer algo que realmente funcione en tu cuerpo. Si puedes, prueba con levantamiento de pesas, un DVD de fitness o una carrera larga. No importa cuál sea tu nivel de condición física, intenta empujarte a otro nivel, a través de un ejercicio intenso y arduo.

Esto no solo te hará sentir más hambre y, por lo tanto, disfrutarás más de tu comida, sino que también ayudarás a tu cuerpo a eliminar algunas de sus toxinas a través del sudor que producirás. Y, si eso no fuera suficiente motivación, también te ayudará a bajar de peso, ya que quemarás muchas calorías y no consumirás una gran cantidad de calorías durante su detoxificación.

FLUIDOS

Debes recordar mantener tu ingesta de líquidos, especialmente ahora que estás haciendo ejercicio. Los tés de hierbas, el jugo de frutas y el agua son la mejor manera de mantener los líquidos. Trata de no tomar demasiados líquidos a la vez, sino que sigue bebiendo líquidos durante todo el día, de modo que tus niveles estén constantemente altos, no aumentando y luego disminuyendo nuevamente.

CENA:

Guiso de Calabacín y Berenjena
Esta receta en realidad hará 3 porciones de tamaño razonable, por lo tanto, si la come sola, entonces congela dos porciones, para comer los próximos días, o incluso al final de tu detoxificación, como una alternativa saludable a una cena pesada.

Para la receta básica necesitarás:

- 1 cebolla
- 1 calabacín
- 1 berenjena
- 1 lata de tomates (sin azúcar ni sal añadida)
- 4 tomates finamente picados
- Albahaca fresca
- Pan integral para acompañar el guiso.

Antes de comenzar la receta, remoje la berenjena en rodajas en sal, luego, antes de usarla, lávala a fondo para deshacerse de toda la sal.

Saltea ligeramente la cebolla en ½ cucharadita de aceite de oliva virgen extra. Luego agrega el calabacín y la berenjena, los cuales han sido picados. Después de un par de minutos, agrega los tomates picados y la lata de tomates, junto con un poco de albahaca fresca. Deja hervir, luego deja cocer a fuego lento durante unos 20 minutos más o menos. Antes de servir, agrega el resto de la albahaca fresca y disfruta con un poco de pan integral (sin mantequilla).

Para el postre puedes tener algunas frutas, preferiblemente bayas.

CENA:

Intenta simplemente tomar un té de hierbas para la cena, o si tienes mucha hambre (especialmente después de todo ese ejercicio), puede comer una pequeña rebanada de pan integral con una banana.

Recuerda que ahora estás a mitad de camino de tu detoxificación y que va bien. No tengas miedo de los próximos días, ya que estás superando el tiempo más difícil.

DÍA 6

Hacer lo de siempre antes del desayuno.

DESAYUNO:

El desayuno es fruta y té de hierbas o jugo de fruta, y también un yogur probiótico.

MERIENDA DE MEDIA MAÑANA:

Frutas y/o un puñado de nueces.

ALMUERZO:

El almuerzo de hoy es una sopa de vegetales de su elección. Solo toma un número de vegetales con hierbas frescas, agrega un poco de agua, cocine hasta que estén tiernas y luego tritura en un procesador de alimentos. Sirve con una rebanada de pan integral y disfruta con té de hierbas.

Ya que estás obteniendo carbohidratos del pan, trata de no comer un postre en esta comida.

MERIENDA A MEDIA TARDE:

Para tu merienda a media tarde, come una banana (y si aún siente hambre, tome algunas nueces para tratar de estabilizar el azúcar en la sangre).

EJERCICIO:

Hoy necesitas hacer ejercicio de nuevo. Si no estás muy en forma, trata de hacer todo lo que puedas dentro de tu zona de confort, pero no te exijas demasiado. Esto le dará a tus músculos la oportunidad de recuperarse y fortalecerse. Hacer ejercicio en exceso si no estás en condiciones, puede ser contraproducente. Entonces, en lugar de salir a correr, dé un paseo largo o simplemente algo suave. Pero si tienes un nivel razonable de actividad física y haces ejercicio al menos dos o tres veces a la semana normalmente, entonces debería estar bien que hagas algo que sea bastante agotador.

CENA:

La cena de esta noche es un filete de pollo que se ha cocinado en el horno, que se ha frotado muy ligeramente con una pequeña cantidad de aceite de oliva virgen extra. El pollo debe cocinarse durante al menos 30 minutos y cubrirse durante los primeros 15. Cocina unos vegetales al vapor para acompañar el pollo y luego toma dos cucharadas de yogur, ½ cucharadita de mostaza muy suave y ½ cucharadita de miel orgánica y mezcla para formar una salsa que se puede usar para preparar el pollo. Agrega cualquier hierba fresca que te guste (el perejil funciona particularmente bien en esta receta) y disfruta. Si puedes soportar separarte de una parte del pollo, corta un trozo para disfrutar mañana con tu almuerzo.

Si no comes carne, entonces será aceptable asar algunos vegetales en aceite de oliva virgen extra (pero en una cantidad pequeña) y luego comer con la salsa y una rebanada de pan integral en lugar de los vegetales al vapor.

Para el postre, puedes tener albaricoques que han tenido una pequeña gota de miel rociada sobre ellos o algunas bananas (dos) que han sido horneadas, después de haber sido rociadas con un poco de miel.

CENA:

La cena de esta noche es fruta y té de hierbas de tu elección. Alternativamente, si te sientes un poco cansado de las frutas, toma algunas semillas o nueces.

Ten en cuenta que la receta de la cena del día de mañana sugiere frijoles, así que si vas a usar frijoles, debes remojarlos durante la noche para que se puedan cocinar mañana.

DÍA 7

¡Guao!, ya casi estamos allí. Ha pasado una semana desde que comenzó este proceso. Sé honesto ahora, fue mucho más fácil de lo que pensabas y, de hecho, probablemente no puedas creer lo indoloro que ha sido.

Por ahora los efectos físicos deberían estar empezando a verse. ¡Tus ojos deberían ser un poco más claros y brillantes, tu piel debería tener una suavidad y claridad que probablemente no hayas visto en años! Además, debes sentir que tienes más energía, vitalidad y un vigor renovado por la vida. ¡Todo ese cansancio que sentiste se ha ido y la vida se ve mucho más interesante ahora! ¡Así que continúa y maximiza los efectos, a través de tener los últimos días de detoxificación!

Las personas pueden notar que pareces un poco más vivo y que estás más alerta. Pero una cosa que puede encontrar es que algunas personas le dirán que notan que usted se ve muy bien. Otros puede que no. Así que no te asustes si la gente no dice que te ves muy bien o que pareces estar mucho más saludable de lo que eras.

A algunas personas no les gusta que las personas se vean realmente bien y tengan el control de sus vidas. Simplemente envidian el hecho de que hayas tomado el control y te hayas regalado un tratamiento fantástico, eliminando cuidadosamente todos los venenos de tu cuerpo. Por lo tanto, ejercitan su control al no darte refuerzos positivos. ¿Y qué haces si esto sucede? Bueno, te encoges de hombros y los compadeces por su falta de generosidad y espíritu. En un capítulo posterior verás que este proceso también implica detoxificar tu mente y tu cuerpo, por lo que estarás equipado con suficiente dulzura natural en tu alma, ¡para asegurarte de que realmente no te moleste su envidia!

Antes del desayuno y el desayuno son los mismos que de costumbre, pero nuevamente, ¡el yogur probiótico también está en el menú!

MERIENDA DE MEDIA MAÑANA:

Bien, ahora es un poco difícil mantenerte rígido en tu programa de detoxificación, a menos que tengas una voluntad de hierro, así que hoy tendrás una bebida de yogur, que consiste en yogur, algunos cubitos de hielo, fruta y una pequeña gota de miel. Combínalos todos juntos en una licuadora o mezclador de merengadas y simplemente disfruta del sabor de la dulzura natural. Si estás en el trabajo hoy, hazlo por la mañana y colócalo en un termo para que cuando lo tengas en el trabajo, sea agradable y fresco.

ALMUERZO:

El almuerzo de hoy es una papa que se ha horneado de acuerdo a tu gusto y luego, para rellenar, puedes mezclar algunos tomates con un poco de carne picada o pescado de tu elección (si ha guardado un poco de pollo de la cena de la noche anterior) entonces usa esto). Agrega un poco de yogur para darle un poco de humedad y sirve con tanta ensalada como quieras.

MERIENDA A MEDIA TARDE:

Para una merienda a media tarde come algunos frutos secos y semillas.

EJERCICIO:

¡Hoy puedes volver a hacer un buen ejercicio para deshacerte de las toxinas que son más reacias a abandonar tu cuerpo! Necesitas echarlas, así que entrena lo mejor que puedas y trata de esforzarte un poco más. Recuerda que ya vas hacia el final de tu plan, ¡así que tendrás que maximizar su efectividad y estar activo!

CENA:

Para la cena, come un guiso de lentejas o frijoles. Si estás usando frijoles, entonces asegúrate de usar frijoles secos que se hayan remojado durante la noche. Simplemente sofríe una cebolla y un poco de ajo en una pequeña gota de aceite de oliva virgen extra, luego agrega algunos tomates picados y pimientos dulces. Finalmente, agrega una lata de tomates picados con una porción generosa de frijoles o lentejas. Agregue abundante agua, luego cocina según las instrucciones para los frijoles o las lentejas y disfruta con un poco de pan integral o pasta.

INDULGENCIA:

Hoy, siendo el día 7 es "día de regalo", así que asegúrate de planear una cosa buena para esta noche. ¡Podrías ir al cine o ver una película, o tal vez simplemente apagar tu teléfono celular y poner tu música favorita y olvidarte del mundo por un tiempo! Sin embargo, debe ser algo que puedas disfrutar y sentir como si te estuvieras complaciendo. Solo recuerda que se trata de pura indulgencia, ¡así que no significa una copa de vino, una barra de chocolate o una barra de caramelo! Has llegado hasta aquí, así que no te rindas ahora.

Además, recuerda que es muy importante seguir tomando muchos líquidos, de lo contrario no sentirás todos los beneficios del proceso de detoxificación. Por lo tanto, sigue bebiendo, especialmente los tés de hierbas, que pueden ser extremadamente calmantes y de limpieza al mismo tiempo.

DÍA 8

Bueno, ahora ya hay un final a la vista, pero te sentirás diferente. Cuando comenzaste, probablemente estabas ansioso de que llegara el final, pero ahora que ya casi estás aquí, una parte de ti probablemente querrá seguir comiendo de esta manera y disfrutando de la vitalidad que la detoxificación puede brindarte.

Bueno, después de que la detoxificación haya terminado, puedes introducir un poco más de variedad en tu dieta, pero eso no significa que de repente vuelvas a comer alimentos procesados y comida chatarra: no, todavía puedes comer de manera saludable, pero asegúrate de que tengas una dieta muy equilibrada, que sea la mejor y más adecuada para tu cuerpo y tus necesidades nutricionales generales.

ALMUERZO:

Come como siempre hasta la hora del almuerzo.

El almuerzo es un tazón de sopa de vegetales con un poco de pan integral. Cocina la sopa como lo hiciste en otros días, pero si sientes la necesidad, fríe una cebolla con unas gotas de aceite de oliva virgen extra antes de poner los vegetales. Para agregar un poco de variedad, rocía algunas semillas o nueces en la sopa, para que tengas algo de textura y algo para morder.

MERIENDA A MEDIA TARDE:

Trata de tomar una bebida de yogur de nuevo hoy. Si lo deseas, siempre puedes intercambiar esta ronda con tu merienda de media mañana, lo que sea más conveniente para ti.

EJERCICIO:

El ejercicio de hoy debe ser lo más vigoroso posible. A estas alturas ya habrás acumulado un poco más de resistencia, por lo que, independientemente de tus niveles de condición física, podrá tener un entrenamiento realmente bueno. Una vez más, empújate un poco más. Entonces, cuando comiences a sentirte cansado y como si no pudieras continuar, ¡haz un poquito más!

CENA:

La cena de esta noche es un poco de atún a la parrilla, lo más fresco que puedas tenerlo, o si no puedes conseguirlo fresco, trata de que sea uno que haya sido congelado poco después de haberlo capturado. Cocina el atún en el horno, solo ligeramente rociado con un poco de aceite de oliva virgen extra. Cocina al vapor algunos vegetales como acompañamiento y mezcla la salsa de yogur, mostaza y miel que preparaste para el salmón. Si te resulta difícil no tener papas con una comida como esta, puedes hervirlas o cocerlas al vapor, pero trata de no sobrecargar tu sistema con carbohidratos.

DISFRUTA:

Ya has llegado tan lejos que realmente necesitas darte el gusto esta noche. Dedica algo de tiempo, solo para que hagas algo que realmente disfrutes hacer. Puede ser divertido, puede ser algo intelectual o algo realmente estúpido: eso no importa. Lo que importa es que es algo que realmente disfrutes hacer y algo (preferiblemente) lo que usualmente no tienes tiempo, por lo que realmente es un regalo muy especial.

CENA:

Intenta comer algunas nueces o semillas para la cena, pero si te sientes cansado de ellas, una rebanada de pan de trigo integral te dará todos los carbohidratos que necesitas para una buena noche de sueño.

DÍA 9

¡Guao, ya casi has terminado! Así es, mañana será tu último día. Qué sorprendente es eso y más en el punto: ¿qué tan increíble te ves ahora? Mira tu cabello, ¿está brillante y lleno de vida? ¿Tus ojos brillan positivamente con buena salud? ¿Te das cuenta de que tienes casi un 100% más de energía que antes? ¿Duermes bien por la noche y simplemente descubres que, en lugar de dar vueltas por la mañana, deseando que el mundo simplemente se vaya, estás saltando de la cama con una nueva determinación de cambiar el mundo? Sí, bueno, tal vez no todas esas cosas se apliquen en ti, pero muchas lo harán, así que confía en lo que has logrado hasta el momento y agradece que hayas podido lograrlo.

Come como siempre hasta la hora del almuerzo. El almuerzo debe ser una buena ensalada grande, con un poco de jugo de limón al gusto. Si nuevamente estás deseando carbohidratos, toma una banana como postre.

MERIENDA A MEDIA TARDE:

Puede ser una bebida de yogur, o fruta, o algunas nueces y semillas. La elección depende de ti y de cómo te sientas.

EJERCICIO:

Sí, lo has adivinado, hoy es un día en el que tienes que hacer tanto ejercicio como puedas. No te desanimes demasiado al respecto, recuerda que todo el proceso de detoxificación consiste en limpiar tu cuerpo y piel, ya que el órgano más grande del cuerpo debe limpiarse por completo y hacer que sude lo limpiará.

CENA:

Elige una receta que hayas disfrutado particularmente durante este proceso de detoxificación y vuelve a probarla esta noche. Recuerda que después de mañana comerás comidas más variadas y equilibradas, pero para esta noche, solo come una cosa que realmente disfrutaste y saboréala.

CENA:

Puede ser una fruta, un puñado de nueces o, si es absolutamente necesario, una rebanada de pan integral.

DÍA 10

Ok así que este es el último día de detoxificación! ¿Qué tan emocionante es? Llegaste hasta el final (bueno, casi) y no te has rendido a la tentación, no has estado comiendo en secreto barras de chocolate o tomando una cerveza rápida. No, en realidad has sido muy bueno, has comido bien, has hecho buen ejercicio y hoy será una celebración de todo lo que has logrado.

Come como siempre hasta la hora del almuerzo. El almuerzo consistirá en una sopa de vegetales, solo para limpiarte nuevamente, servida con una rebanada de pan integral.

MERIENDA A MEDIA TARDE:

Una elección entre las opciones habituales.

Ejercicio: una vez más, se requiere un ejercicio realmente riguroso. De verdad necesitas bombear esos músculos, hacer que funcionen y que tu corazón tenga un gran ejercicio también, para que puedas sentir verdaderamente que tus 10 días han sido 10 días que han sido realmente exitosos. Así que esfuérzate solo un poco más de lo normal: valdrá la pena, honestamente.

CENA:

La cena de esta noche deben ser los pimientos dulces que comiste el día 3, el plato de salmón que comiste el día 4 o el guiso de calabacín y berenjena que cocinaste el día 5. Estos platos no son sólo bajos en toxinas, sino que son muy buenos para la depuración y también ayudan a restablecer un cierto equilibrio en tu cuerpo, por lo que son excelentes desde un punto de vista de todo el año. Después de todo, esta es la última comida de tu programa de detoxificación, por lo que debe ser agradable y depurativa, así como baja en toxinas.

La cena debería ser como siempre.

Y esto querido amigo, es la conclusión del programa de detoxificación. No es ciencia de cohetes, no se trata de sobrevivir con 2 hojas de lechuga y un vaso de jugo de espinaca durante una semana. De hecho, seamos honestos, en realidad no fue tan doloroso y es algo que podrías hacer una vez cada dos meses, solo para mantener tu cuerpo en condiciones óptimas y, cuanto más lo hagas, más fácil será. Porque tu cuerpo tiene menos toxinas de las cuales deshacerse…

Pero hay cosas que puedes hacer durante el proceso de detoxificación, solo para hacerte la vida un poco más fácil y para ayudar a tu cuerpo a eliminar la mayor cantidad posible de toxinas. Por lo tanto, los siguientes 2 capítulos analizarán los suplementos seguidos de cosas que pueden ayudar si te resulta difícil deshacerte de las toxinas.

SUPLEMENTOS

No todos los que hacen un plan de detoxificación tienen que tomar suplementos. Pero pueden ayudar. Es posible enumerar alrededor de 100 suplementos diferentes que podrías tomar, pero la realidad es que solo necesita uno o dos y, aunque todos los suplementos que sugerimos son completamente naturales, si sobrecargas tu sistema con suplementos, esto mantiene a los riñones y al hígado ocupados procesándolos. Así que cuando se trata de suplementos; sé muy ponderado y no los tomes sin pensar en lo que estás haciendo.

ENTONCES, ¿QUIÉN NECESITA SUPLEMENTOS?

Si has estado viviendo un estilo de vida bastante tóxico y notas que has estado realmente estresado, tal vez bebiendo demasiado, si fumas o tienes mucho sobrepeso, puede ser útil tomar algunos suplementos, solo para asegurarse de que le des a tu cuerpo todo el apoyo durante el proceso de detoxificación. Sin embargo, depende completamente de ti: no tienes que tomar suplementos y tu detoxificación también funcionará sin ellos. Pero si te preocupa que haya MUCHAS toxinas en tu cuerpo, puedes tomar uno o dos suplementos, solo para ayudar un poco. Además, si estás muy estresado, un suplemento que puede ayudarte a relajarte puede mejorar sus posibilidades de superarlo. El programa es realmente muy fácil, pero si estás bastante "tóxico" y estás estresado, fatigado y un poco nervioso, entonces es más probable que saltes del vagón y acabes comiendo comida chatarra y bebidas gaseosas antes de que culmine el día 3, así que de nuevo, un suplemento puede ayudar.

Algunos suplementos que te pueden recomendar que tomes durante un programa de detoxificación, como el Evening Primrose Oil solo comenzarán a tener efecto después de 3 meses de uso continuo, por lo que sus beneficios reales durante su detoxificación serán mínimos.

LECHE DE CARDO

Milk Thistle (Leche de Cardo) es un suplemento muy útil para tomar, ya que puede ayudar a mantener tu hígado. Recuerda que tu hígado está ocupándose de todas las toxinas que se han acumulado en tu cuerpo con el tiempo. ¡Por lo tanto, tomar leche de cardo es una muleta para ayudar a tu hígado durante un período de gran actividad! Puede ser útil tomar esto por un mes aproximadamente, y luego tener un descanso. La mayoría de las personas encuentran que la leche de cardo funcionará en aproximadamente 5 días y generalmente se toma durante un mes a la vez.

VITAMINA E

La vitamina E es un poderoso antioxidante que puede ayudar a proteger el cuerpo del efecto de los "radicales libres", que pueden liberarse durante un período intensivo de detoxificación. La vitamina E podría ayudar a neutralizarlos, por lo que está protegiendo tu cuerpo contra estos radicales libres que son bastante desagradables, si tienes demasiados de ellos volando sobre tu cuerpo sin control.

DIENTE DE LEÓN

A algunas personas les gusta tomar extracto de diente de león cuando pasan por una detoxificación, ya que esto puede ayudar a que los riñones funcionen de manera más efectiva. Te hace orinar con más frecuencia y también tiene un ligero efecto laxante en los intestinos. Por esta razón, y el hecho de que ingieras muchas frutas y vegetales durante tu detoxificación, puede ser mejor tomar solo el diente de león durante algunos días al principio y si no estás en el trabajo, iya que los frecuentes viajes al baño pueden ser un poco vergonzosos!

TÉ DE YERBA MATE

La yerba mate a menudo se conoce como la 'bebida de amistad', ya que se usa ampliamente en América del Sur, donde está muy asociada con la relajación entre amigos. Tiene un efecto de equilibrio en el cuerpo, ayudándolo a sobrellevar el estrés y las tensiones. También ayuda al cuerpo a relajarse y dormir más profundamente, pero cuando te despiertas, no te sientes aturdido, sino que te sientes vivo y lleno de vitalidad. Es genial si estás experimentando estrés a largo plazo, ya que parece ayudar al cuerpo a eliminar el estrés y, cuando se trata de su programa de detoxificación, la Yerba Mate puede ayudarte a disfrutar del proceso, sin importar lo estresado que estés.

¿CÓMO AYUDAN LOS SUPLEMENTOS?

Los suplementos como los enumerados anteriormente, son simplemente ayudas para la detoxificación, porque apoyan el cuerpo y la mente cuando se está pasando por el proceso. No son "medicamentos milagrosos", simplemente son un apoyo, para ayudarte a obtener una ventaja y asegurarse de que las personas puedan seguir el programa. Aunque el programa de detoxificación descrito aquí no es tan estricto y en realidad es muy fácil de cumplir, algunas personas se sienten tan cansadas, estresadas y fatigadas con un estilo de vida tóxico que temen que nunca cumplirán el plan. ¡Así que estos suplementos son solo un poco de munición, para extraer, si sientes que todo el programa es simplemente demasiado para ti!

Pero solo toma uno o dos de los que figuran en la lista: quizás la leche de cardo y el té de yerba mate sean los 2 más importantes. Se puede prescindir de todos los demás, pero estos realmente hacen un gran esfuerzo y pueden hacer toda la diferencia en un programa de detoxificación. Con ellos, el proceso parece fácil, sin ellos, a veces puede ser un poco difícil.

Sin embargo, tenemos más municiones para ti. Sí, vas a entrar en la detoxificación armado con tantas armas como podamos darte, solo para asegurarte de que encuentres un proceso realmente simple y fácil, y no una lucha en absoluto. Aquí es donde nuestra detoxificación es sencilla y fácil de lograr, en lugar de ser demasiado abstracta y teórica. Solo al pasar por eso, puedes saber que a veces puede ser difícil no volver a los patrones tóxicos de comportamiento y alimentación, ¡por eso estás completamente equipado con el conocimiento de cómo vencer la tentación!

RECETAS DE DESAYUNO

Cereal de Buen Comienzo

Ingredientes:

½ taza de quinua cocida (preparar con anticipación de acuerdo con las instrucciones del paquete)
1 cucharada de aceite de coco
1 cucharada de nueces pecanas
1 cucharada de semillas de linaza molidas
1 cucharadita canela

Preparación:

Mezclar todos los ingredientes en un bol. Servir caliente.
Sirve 1-2
* Agrega ¼ taza de leche de coco sin azúcar y 1 onza de pasas sin azúcar si lo deseas.
* Si doblas los ingredientes, el cereal se mantiene hasta una semana en un frasco de vidrio hermético en la nevera.

Mijo con Arándanos
Ingredientes:
½ taza de mijo cocido (preparar con anticipación de acuerdo con las instrucciones del paquete)
½ taza de manzana rallada
½ taza de arándanos frescos
½ cucharada de semillas de linaza molidas
4 nueces picadas

Preparación:
Mezclar todos los ingredientes en un bol. Servir caliente.
Sirve 1-2

* El mijo se puede encontrar en los contenedores de productos a granel en Whole Foods o en cualquier tienda de alimentos naturales.
* Puede sustituir el mijo con la avena sin gluten Bob's Red Mill.

Ensalada Cremosa de Frutas

Ingredientes:
1 banana madura
2 cucharadas de leche de coco, sin endulzar
1 naranja, pelada, segmentada y picada.
1 mango, pelado, sin semillas, y en cubos.

Instrucciones: Mezclar la banana y la leche de coco hasta que esté suave. La consistencia debe ser espesa. Mezcle la naranja y el mango en un tazón. Cubra con "salsa" de banana. Servir.
Rinde 1 porción
* Cubre con nueces crudas si lo deseas.

RECETAS DE ALMUERZO

Ensalada de Berros

Ingredientes:
1 manojo de berros (1 taza), tallos gruesos removidos
1 pomelo, pelado y segmentado.
1 aguacate, pelado, sin hueso, y en cubitos
1 cucharada de aceite de oliva virgen extra
1 cucharada de piñones

Preparación: Mezcla el berro, el pomelo, el aguacate y el aceite en un tazón mediano. Cubre con piñones y sirve.
Rinde 1 porción
* Tostar piñones en una sartén durante 1-2 minutos si lo desea.

Ensalada De Espinacas Con Aderezo De Limón + Aceite De Oliva

Ingredientes:
1 manojo de espinacas (1 taza de hojas)
3-4 fresas frescas, en rodajas
1 cucharada de semillas de calabaza
Aderezo:
1 cucharada de jugo de limón
1 cucharada de aceite de oliva virgen extra

Preparación: En un tazón pequeño, mezcla los ingredientes del aderezo. En un plato, combina las espinacas, fresas y semillas. Vierte el aderezo sobre la ensalada, mezcla y sirve.
Rinde 1 porción

Ensalada De Patata Dulce

Ingredientes:
1 patata, pelada y cortada en
cubos de ½ pulgada
1 cucharada de aceite de oliva virgen extra
1 cucharada de jugo de lima
1 manzana, sin corazón y en rodajas
½ cebolla amarilla, finamente picada
¼ taza de cilantro picado
½ aguacate, pelado, sin hueso, y en cubos
2 cucharadas. semillas de calabaza

Preparación:
Coloca la batata picada en una cacerola grande y cubra con agua. Deja que hierva y cocina durante 10 minutos. Transfiere a un colador y enjuaga con agua fría. Escurre bien y deja reposar. En un tazón grande, combina el aceite, el jugo de limón, la manzana, la cebolla y el cilantro. Agrega el aguacate y las batatas cocidas. Mezcla, cubre con las semillas y sirve.
Para 1-2 Raciones.
* Tostar las semillas en una sartén durante 2 minutos si lo deseas.

Tabule de Lujo

Ingredientes:
½ taza de quinua cocida (preparar con anticipación de acuerdo con las instrucciones del paquete)
1 cucharada de aceite de oliva virgen extra
1 cucharada de jugo de limón
½ cebolla amarilla, picada
2 cucharadas de perejil fresco, picado
1 cucharada de menta fresca, picada

Preparación: Combina todos los ingredientes en un tazón y sirve.
Rinde 1-2 porciones

Ensalada De Frijoles Blancos

Ingredientes:
1 cucharada de aceite de oliva virgen extra
1 diente de ajo, picado
½ cebolla amarilla, picada
2 zanahorias, picadas
1 lata de 15 oz de frijoles Great Northern, enjuagados y escurridos.
1 manojo de rúcula (1 taza de hojas)

Preparación:
Precalienta el horno a 350° grados F. En una fuente para hornear, mezcla el ajo, la cebolla y las zanahorias con aceite. Hornea sin cubrir por 10 minutos. Retira del horno, coloca papel aluminio sobre los frijoles y lleva al horno durante 10 minutos. Arregla las hojas de rúcula en un plato y cubre con la mezcla de frijoles y vegetales. Sirve
Rinde 1-2 porciones
* ¿En una crisis de tiempo? No hay necesidad de asar los vegetales. Pon todos los ingredientes encima de la rúcula y listo.

RECETAS DE LA CENA

Sopa de la Suerte

Ingredientes:
1 cucharada de aceite de oliva virgen extra
½ cebolla amarilla, picada
1 diente de ajo, picado
2 zanahorias, picadas
1 manojo de hojas verdes de col (1 taza), sin tallos y cortados en trozos pequeños
1 lata de 15 oz de frijoles carita, escurridos y enjuagados
½ cucharada de orégano seco
1-2 tazas de caldo de verduras
Sal marina y pimienta recién molida al gusto

Preparación:
En una olla grande a fuego medio, saltee la cebolla y el ajo en aceite durante 3 minutos. Añade las zanahorias y saltéalas durante 2 minutos. Agrega las hojas verdes de col, frijoles de carita y orégano. Agrega el caldo y deja hervir. Reduce el calor, cubre y cocina a fuego lento durante 20-25 minutos. Sazona con sal y pimienta y sirve.
Rinde 1-2 porciones

Pimientos Rojos Rellenos

Ingredientes:
½ taza de quinua cocida (prepara con anticipación de acuerdo con las instrucciones del paquete)
1 cucharada de aceite de oliva virgen extra
½ cebolla amarilla, finamente picada
1 tallo de apio, finamente picado
1 cucharada de comino
1 diente de ajo, picado
1 manojo de espinacas (1 taza de hojas)
1 lata de tomates de 14.5 oz, escurridos y líquidos reservados.
2 pimientos rojos, cortados en dos a lo largo, sin semillas, y sin costillas

Preparación:
Precalienta el horno a 350 ° grados F. Coloca una olla de tamaño mediano a fuego medio y saltea la cebolla y el apio en aceite durante 5 minutos o hasta que estén blandos. Añade el comino y el ajo y saltea por 1 minuto. Agrega las espinacas, tomates, y quinua cocida y cocina por 5 minutos, revolviendo frecuentemente. Si la quinua comienza a pegarse en el fondo de la olla, agregue 1-2 cucharadas de agua. Vierte el líquido de tomate reservado en el fondo de una fuente para hornear. Rellena cada mitad de pimiento rojo con una mezcla de ¼ taza de quinua y colócala en una fuente para hornear. Cubre con papel de aluminio y hornea durante 20 minutos. Sirve caliente.

Rinde 1-2 porciones

Sopa de Espárragos

Ingredientes:
3 tazas de caldo de verduras
¼ taza de anacardos
1 manojo de espárragos, picados
1 diente de ajo, pelado
½ cebolla amarilla, sal marina picada a gusto.

Preparación:
Licúa 1 taza de caldo con anacardos hasta que quede cremoso. Agrega los espárragos, el ajo, la cebolla y el resto de las 2 tazas de caldo. Licúa en velocidad alta hasta que quede suave. Vierte la sopa en una cacerola y calienta revolviendo frecuentemente. Añade la sal marina y sirve.
Rinde 1-2 porciones
* Puedes licuar la sopa la noche anterior para ahorrar tiempo. Para solo calentarla justo antes de servir.

Chile de Frijoles Negros

Ingredientes:
1 cucharada de aceite de oliva virgen extra
2 tazas de caldo de verduras
1 cebolla amarilla, picada
1 pimiento rojo, sin semillas y picado
1 diente de ajo, finamente picado
1 cucharadita comino
1 lata de 15 oz. de frijoles negros, enjuagados y escurridos.
½ aguacate maduro, pelado, picado y en cubos
1 cucharada de cilantro picado

Preparación:
En una olla grande, coloca el aceite y 2 tazas de caldo a fuego lento. Añade la cebolla, el pimiento rojo, y el ajo y cocina por 10 minutos. Agrega el comino y los frijoles y deja hervir. Reduce el calor y cocina a fuego lento sin tapar durante 15 minutos. Coloca por encima el aguacate y cilantro.
Rinde 2 porciones

ENSALADA Y ADEREZOS

Ensalada De Alubias Negras Ole

Ingredientes:
1 aguacate maduro, pelado, picado y triturado.
¼ taza de cilantro picado
1 cucharada de jugo de lima
1 lata de 15 oz de frijoles negros, enjuagados y escurridos.
1 manojo de lechuga romana (1 taza), picada
½ taza de tomates de uva, a la mitad
1 pimiento rojo, sin semillas y picado.
¼ taza de semillas de calabaza

Preparación:
En un tazón grande, mezcla el aguacate, el cilantro y el jugo de limón hasta que se unan. Añade los frijoles, lechuga, tomate, pimiento rojo y semillas de calabaza. Tira y sirve.
Rinde 1-2 porciones

Ensalada De Hinojo

Ingredientes:
1 taza de ensalada de verduras mixtas
1 bulbo de hinojo, reducido a la mitad y en rodajas finas
1 pera, sin corazón y picada
1 cucharada de aceite de oliva virgen extra

Preparación:
En un tazón grande, combina todos los ingredientes. Tira y sirve.
Rinde 1-2 porciones

Aderezo de aguacate

Ingredientes:
1 aguacate, pelado, sin hueso, y en cubitos
1 diente de ajo, picado
¼ taza de agua
1 cucharada de jugo de limón
¼ cucharadita. pimienta de cayena

Preparación:
En una licuadora o procesador de alimentos, mezcla todos los ingredientes hasta que estén suaves. Vierte sobre la ensalada, frijoles o granos favoritos.

Delicia de Arroz Salvaje

Ingredientes:
½ taza de arroz salvaje cocido (prepárelo de acuerdo con las instrucciones del paquete)
¼ taza de tomates secados al sol
1 aguacate, pelado, sin hueso, y en cubitos
1 tallo de apio, picado muy fino.
1 cucharada de piñones
1 cucharada de jugo de limón

Preparación:
Remoja los tomates secos en agua caliente durante 10 minutos para ablandarlos. Escurre y picar. En un tazón grande, combina todos los ingredientes (incluyendo los tomates secados al sol picados). Tira y sirve.
Rinde 2 porciones

Mijo de Hierbas con Vegetales

Ingredientes:
½ taza de mijo
1 taza de caldo de vegetales o agua
½ cebolla amarilla, picada
1 diente de ajo, picado
½ cucharadita de salvia picada

Preparación:
Pon una olla a fuego lento y agrega todos los ingredientes. Cocina durante 20 minutos o hasta que todo el líquido haya sido absorbido. Sirve.
Rinde 1-2 porciones

Ensalada De Quinua Con Garbanzos

Ingredientes:
½ taza de quinua cocida (preparar con anticipación de acuerdo con las instrucciones del paquete)
1 lata de 15 oz de garbanzos, enjuagados y escurridos.
1 cucharada de jugo de limón
½ aguacate, pelado, sin hueso, y en cubos
1 cucharada de albahaca en rodajas
Sal de mar y pimienta recién molida al gusto.

Preparación:
En un tazón grande, mezcla los garbanzos, jugo de limón, sal y pimienta. Añade la quinua cocida y combina. Coloca por encima el aguacate y la albahaca. Sirve.
Rinde 1-2 porciones

Sopa De Frijoles, Guisantes Y Puerros

Ingredientes:
1 cucharada de aceite de oliva virgen extra
1 puerro grande (solo partes blancas y verdes claras), en rodajas finas
1 cucharadita de menta picada
1 taza de guisantes congelados
1 lata de 15 oz de alubias, enjuagadas y escurridas.
2 tazas de caldo de verduras

Preparación:
En una olla grande a fuego medio, saltea el puerro y la menta en aceite durante 5 minutos. Añade los guisantes, las alubias, y el caldo y deja hervir. Reduce el calor y cocina a fuego lento descubierto por 10 minutos o hasta que las verduras estén tiernas. Sirve.
Rinde 2 porciones

SMOOTHIES Y JUGOS

Power Smoothie

Ingredientes:
2 tazas de leche de almendras (sin azúcar, original)
1 manojo de espinacas (1 taza)
1 manojo de col rizada (1 taza)
1 taza de bayas congeladas mezcladas
1-2 cucharadas de mantequilla de almendras crudas
Puñado de semillas de cacao
Mezcla todos los ingredientes y sirve.
Hace 16 oz. (aprox.)

Smoothie Delicia de Limón

Ingredientes:
2 tazas de leche de almendras (sin azúcar, original)
1 manojo de col rizada (1 taza)
1 manzana, sin corazón y cortada en cuartos
1 limón, pelado y sin semillas.
Mezcla todos los ingredientes y sirve.
Hace 16 oz. (aprox.)

Smoothie Verde de Mango

Ingredientes:
2 tazas de leche de coco (sin azúcar)
1 manojo de col rizada (1 taza)
½ taza de mango congelado
½ limón, pelado y sin semillas
Mezcla todos los ingredientes y sirve.
Hace 16 oz. (aprox.)

Smoothie de Bayas Mixtas

Ingredientes:
2 tazas de leche de almendras (sin azúcar, original)
1 taza de bayas mixtas (prueba los arándanos, las frambuesas y las fresas)
1 manojo de espinacas (1 taza)
1 banana
Mezcla todos los ingredientes y sirve.
Hace 16 oz. (aprox.)
* Para un batido más helado, usa bananas (pelados) y bayas congeladas.

Smoothie Energizante

Ingredientes:
2-3 hojas de lechuga romana
1 taza de agua de coco
1 tallo de apio
½ remolacha, pelada y picada
½ pulgada de raíz de jengibre fresco
Mezcla todos los ingredientes y sirve.
Hace 16 oz. (aprox.)

Jugo de "Amor"

Ingredientes:
3-4 zanahorias
1 remolacha
¾ pulgadas de jengibre fresco
½ limón, pelado
Haz un jugo con los ingredientes y sirve.
Hace 12 oz. (aprox.)

Jugo Verde + Lima

Ingredientes:
3 hojas de lechuga romana
2 tallos de apio
1 manzana, sin corazón y cortada en cuartos
1 pepino
½ lima, pelada
Haz un jugo con los ingredientes y sirve.
Hace 12 oz. (aprox.)

Jugo para Despertar

Ingredientes:
2 manojos de col rizada (2 tazas): usa los tallos para un impulso adicional
1 pomelo grande, pelado y segmentado.
1 pepino
4 hojas de menta
Haz un jugo con los ingredientes y sirve.
Hace 12 oz. (aprox.)

Jugo "Kick It"

Ingredientes:
3-4 tallos de apio
2 pepinos
1 manojo de espinacas (1 taza)
½ limón, pelado
1 cucharadita pimienta de cayena
Haz un jugo con los ingredientes y sirve
Hace 12 oz. (aprox.)

MERIENDAS

Barras de Avena con Fresa Cruda

Ingredientes:
1 ½ tazas de dátiles, picados
¼ taza de rodajas de almendra
2 cucharadas de avena (marca Bob's Red Mill GF)
1 taza de fresas, en rodajas finas

Preparación:
Cubre un molde para pan de 9x5 pulgadas con papel pergamino. En un procesador de alimentos, coloca poco a poco los dátiles, nueces y avena hasta que se combinen. Presiona uniformemente la mezcla de dátiles en la parte inferior de la bandeja preparada. En un tazón pequeño, haz puré con ½ taza de fresas y esparce sobre la mezcla de dátiles. En la parte superior coloca las rebanadas de fresa restantes. Corta en 12 rectángulos y sirve. Rinde 2-4 porciones

Bolas de Poder

Ingredientes:
2 tazas de mantequilla de almendra cruda o mantequilla de maní
1 taza de miel cruda
3 tazas de avena
½ taza de coco rallado o semillas de sésamo

Preparación:
En un tazón pequeño, mezcla la mantequilla de almendras o maní y la miel. Licúa la avena hasta que esté en polvo. Agrega avena a la mezcla de mantequilla de maní o almendras/miel y revuelve bien para combinar. La mezcla debe pegarse cuando se enrolla. Si está demasiado suelta, ponla en la nevera para reafirmar un poco. También puedes probar un poquito y ajustar los sabores como desee. Forma bolas. Pasa las bolas por el coco o semillas para cubrir. Sirve y almacena las sobras en el refrigerador hasta por 1 semana (o puedes congelarlas).
Hace 35-40 bolas
* Estas bolas crudas son un gran bocadillo para llevar en el carro o en el cajón de tu escritorio.
* Puedes agregar un poco de col rizada o semillas de lino molidas a esta receta para agregar valor nutricional.

Helado de Banana Picante

Ingredientes:
1 banana congelada
1 clementina congelada
1 cucharadita de canela

Preparación:
En una licuadora o procesador de alimentos, mezcla la banana, la clementina y la canela hasta que estén suaves y cremosas. Si la consistencia es demasiado gruesa, agrega 1 cucharada de agua mientras se mezcla. Sirve.
Rinde 1 porción
* Asegúrate de pelar la banana y la clementina antes de congelar.
* Cubre el helado con 2-3 fresas en rodajas y 1 cucharada de semillas de cacao si lo deseas.

Pudín de Chocolate Crudo

Ingredientes:
1 aguacate, pelado y picado.
4 dátiles, picados
3 cucharadas de cacao en polvo orgánico
½ cucharadita de extracto de vainilla
½ taza de agua

Preparación:
En una licuadora o procesador de alimentos, mezcla el aguacate, dátiles, cacao y vainilla. Incorpora agua poco a poco mientras se mezcla. Para para raspar los lados de la licuadora o tazón. Sigue mezclando hasta que esté espeso y cremoso. Sirve.
Rinde 1 porción

QUÉ HACER CUANDO LAS COSAS SE SIENTEN MAL

Algunas personas que han estado en un programa de detoxificación te dirán que fue tan fácil, que simplemente fue como un paseo, que ni siquiera pensaron en hamburguesas, papas fritas o una copa de vino. No , solo tuvieron una gran semana o 10 días y todo lo que comieron fue una hoja de espinaca (bueno, eso fue una exageración, pero te haces una idea, ¿no?). Otros te dirán que fue malo. Muy malo. Pasaron una semana entera o 10 días soñando con hamburguesas, papas fritas, vino, cerveza, etc. Fue infernal. Pensaron que se iban a desmoronar, y así sucesivamente.

Entonces, ¿qué experiencia tendrás? Bueno, hasta cierto punto, eso depende de tu mentalidad. Si crees que lo disfrutarás y sabes que tienes un montón de pequeños trucos bajo la manga, para que el proceso sea lo más fácil posible, entonces probablemente lo pasarás sin ninguna dificultad real. Pero puede haber ocasiones en las que pueda sentir que se siente un poco más difícil que las demás: un día estresante, los niños se portan mal o el trabajo simplemente ha sido muy duro. Bueno, cuando esto suceda, entonces debes sacar las "armas grandes" y estos son los trucos que simplemente te calmarán y te ayudarán a enfocarte de nuevo.

YOGA / ESTIRAMIENTOS

Si nunca has hecho yoga, entonces este puede ser un buen momento para hacerlo. Así que inscríbete en una clase de principiantes. Si ya lo has hecho antes, ve a una clase y refréscate con las técnicas. Si no puedes enfrentarte a una clase o comenzar algo nuevo, simplemente estira tu cuerpo todo lo que puedas. Estírate hacia arriba, levante los brazos hacia el techo, respira profundamente hacia adentro, luego inclínate hacia el piso, mantén los brazos y las piernas rectos y exhale mientras haces esto. Mantén tu respiración constante y regular. Intenta hacer esto cada vez que te sientas estresado o tenso. Si estás en el trabajo, ve al baño y hazlo en privado. En casa, puedes hacerlo en cualquier lugar que sea tranquilo y pacífico.

EJERCICIO

A lo largo del programa, se te recomendó hacer ejercicio, aparte del primer día. El ejercicio ayudará a relajar tu cuerpo, así como a liberar toxinas, por lo que es importante mantener el ejercicio y no dejar que las cosas se pasen por alto: recuerda que este es un plan importante, por lo que debe seguirse con cuidado.

RESPIRACIÓN PROFUNDA

La respiración profunda realmente calma el cuerpo. Este es un hecho científico, así que úsala para asegurarte de mantener tu cuerpo y alma calmados y compuestos. Inhala lentamente, a través de la nariz, hasta contar 8. Aguanta la respiración allí mientras cuenta hasta 7. Luego exhala de nuevo, a una cuenta de 11. Sí, estás exhalando durante más tiempo del que respiras, pero esto es lo que realmente te calma más rápido. Algunas personas aconsejan la respiración profunda una vez por hora, por lo menos durante los primeros días de un programa de detoxificación, pero depende de ti. Puedes hacerlo tan a menudo como una vez por hora, o puedes hacerlo cada vez que te sientas un poco estresado.

AROMATERAPIA

Toma unas gotas de salvia, lavanda o neroli en un baño relajante, o compra aceite de almendras de buena calidad y mezcla con unas gotas de su aceite de aromaterapia relajante favorito. Luego aplícalo cuando te sientas ansioso o tenso. Si lo aplicas a tus puntos de pulso, entonces puedes inhalarlo y esto realmente te ayudará a calmarte mucho más rápido.

PATRONES DE PENSAMIENTO

Somos lo que pensamos en gran medida, lo que significa que somos capaces de efectuar un cambio, incluso cuando es posible que no estemos conscientes de este poder. A menudo, si hemos estado viviendo un estilo de vida tóxico, nuestros patrones de pensamiento también son bastante tóxicos. Entonces, siempre estamos pensando negativamente o enfocándonos en cosas malas, en lugar de ser amables con nosotros mismos y tener pensamientos positivos, sobre qué tan bien lo estamos haciendo, cuánto amor hay en nuestras vidas y demás. Todos estos pensamientos negativos deben combatirse, así que intenta repetirte las afirmaciones de manera regular a lo largo del programa de detoxificación y cambia tus "pensamientos tóxicos" por pensamientos dulces y que afirmen la vida. Esto puede tardar un tiempo para que te acostumbres, pero realmente funciona, así que haz el esfuerzo de pensar de manera positiva y optimista.

FIN DE LA DETOXIFICACIÓN

Ahora que has llegado al final de la detoxificación, ¿qué haces? ¿Abres una botella o dos de vino, te sientas a comer hamburguesas y papas fritas y luego varias barras de chocolate? Bueno, si lo haces, entonces probablemente notarás que necesitas detoxificarte de nuevo muy pronto. ¡Trata de aprender de tu detoxificación y asegúrate de reducir la cantidad de alimentos procesados, dulces, azucarados, cafeína y alcohol que consumes regularmente y mantente alejado de la bodega de sal!

Un programa de detoxificación como éste puede ayudarte a hacer cambios a largo plazo en tu dieta y garantizarte que lleves una vida más feliz, con menos estrés y fatiga. Tus intestinos, riñones, piel, intestino, hígado e incluso tu cerebro recibirán una buena alimentación con todos los nutrientes que tu cuerpo necesita, sin tener que lidiar con las toxinas o venenos que consumes regularmente.

Tu cuerpo ahora está limpio, así que trate de mantenerlo de esa manera y asegúrate de que tu cuerpo se mantenga en su estado óptimo de salud y estado físico. Si haces esto, entonces también encontrarás que la próxima vez que te detoxifiques será un proceso mucho más fácil de realizar.

CAMBIO DE POR VIDA

Cambia tus patrones de pensamiento y adopta un estilo de vida que consiste en mantener tu cuerpo apreciado y cuidado. Le haces servicio a tu automóvil, ¿por qué no a tu cuerpo? Haz un esfuerzo consciente para pensar en los alimentos que consumes. ¿Son sanos, por qué los comes? Si comes porque te hace sentir mejor o porque estás estresado, tienes prisa o piensas que no tiene tiempo para hacer una comida saludable y nutritiva, intenta hacer los cambios en el estilo de vida que te permitirán tener tiempo para apreciarte y cuidarte a ti mismo.

Esto puede llevar tiempo, pero por otro lado, has completado un plan de detoxificación y ha demostrado que es capaz de tomar medidas activas para librar a su cuerpo de toda la maldad que se ha acumulado a lo largo de los años. Mantén el nivel de limpieza que has logrado al consumir una dieta balanceada y nutritiva y, dentro de un mes, verás que los alimentos dulces y azucarados o incluso los alimentos muy salados y procesados simplemente han perdido la mayor parte de su atractivo y en su lugar simplemente te sientes más energizado y tienes vitalidad, entusiasmo y un deseo por la vida que nunca supiste que tenías!

¡Así que simplemente disfruta de todas estas nuevas sensaciones, emociones y tu nueva forma de ser!

www.ingramcontent.com/pod-product-compliance
Lightning Source LLC
Chambersburg PA
CBHW070034040426
42333CB00040B/1673